Die Zukunft der Krebsbehandlung?

Vitamin B17 und die Suche nach der Heilung

Hans C. Bayer

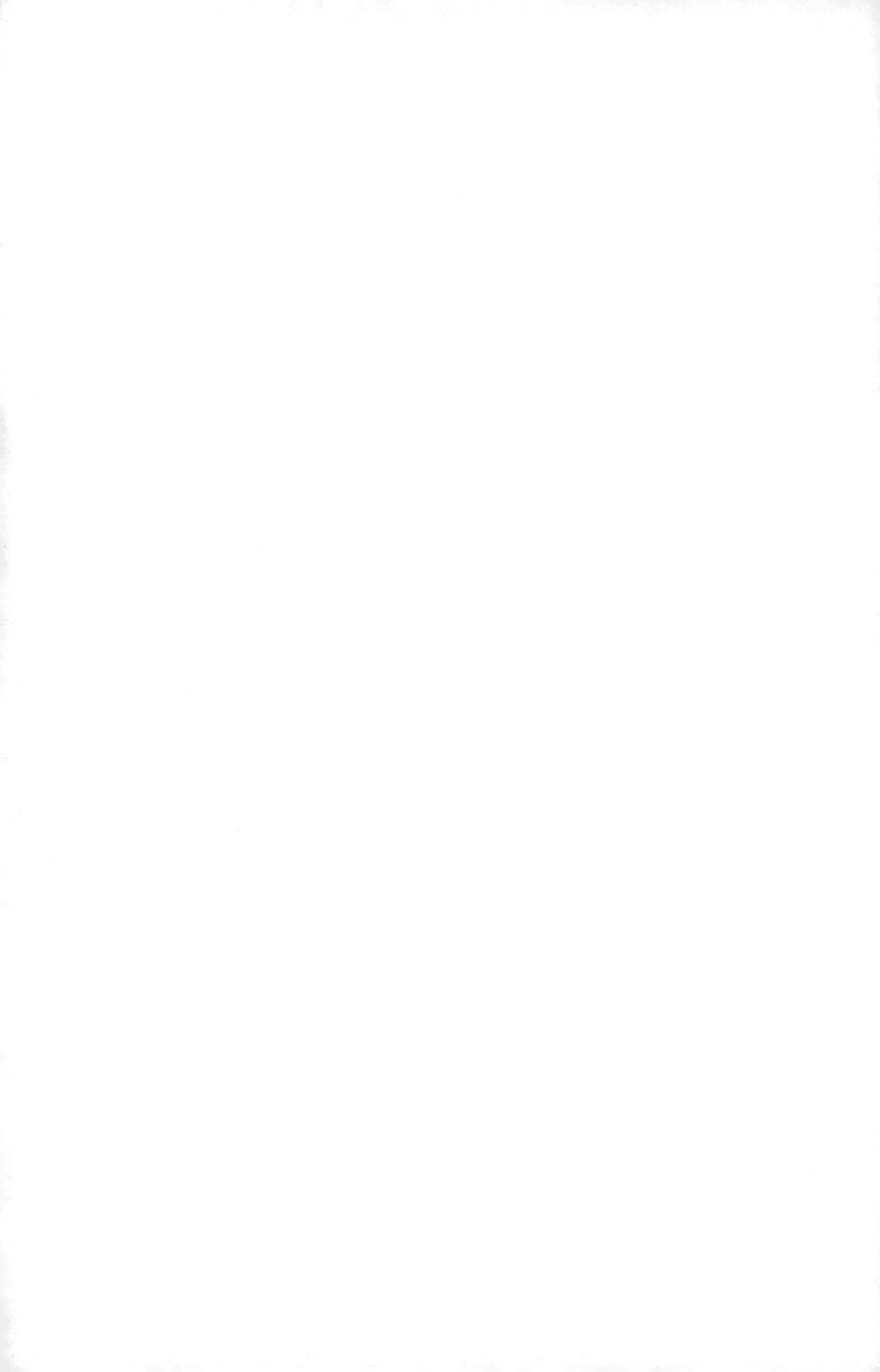

Die Zukunft der Krebsbehandlung?

Vitamin B17 und die Suche nach der Heilung

Hans C. Bayer

Impressum

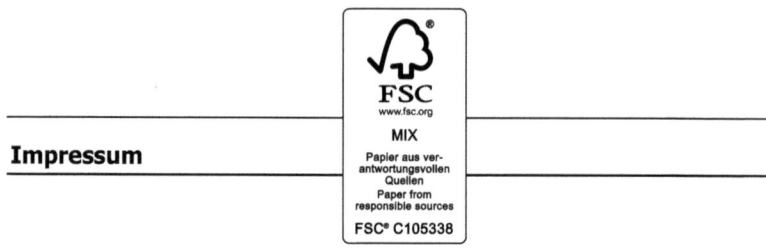

Bibliografische Information der Deutschen Nationalbibliothek:
Die Deutsche Nationalbibliothek verzeichnet diese Publikation in der
Deutschen Nationalbibliografie; detaillierte bibliografische Daten sind im
Internet über http://dnb.dnb.de abrufbar.

© 2023, Hans C. Bayer

ISBN: 978-3-7578-1735-0

Herstellung und Verlag: BoD – Books on Demand, Norderstedt

Inhalt

Vorwort

Liebe Leserinnen und Leser,

ich freue mich, Ihnen dieses Buch über Vitamin B17, Aprikosenkerne und alternative Ansätze zur Krebsbehandlung präsentieren zu können. Dieses Thema liegt mir persönlich am Herzen, da ich selbst mit den Herausforderungen und Unsicherheiten konfrontiert war, die mit einer Krebsdiagnose einhergehen. Durch meine eigene Erfahrung wurde mein Interesse an alternativen Behandlungsmethoden geweckt und ich begann, mich intensiv mit diesem Thema auseinanderzusetzen.

Es ist jedoch wichtig zu betonen, dass ich kein Arzt oder medizinischer Experte bin. Dieses Buch basiert auf umfassenden Recherchen und sorgfältig ausgewählten Quellen, aber es ist keinesfalls als medizinischer Rat zu verstehen. Jeder, der eine Krebsbehandlung in Betracht zieht, sollte einen qualifizierten Arzt konsultieren und sich umfassend beraten lassen.

Bitte beachten Sie auch, dass Vitamin B17 (Laetrile/Amygdalin) und seine Wirksamkeit bei der Krebsbehandlung bis heute umstritten sind und in vielen

Ländern wegen mangelnder wissenschaftlicher Beweise und möglicher Toxizität nicht zugelassen sind. Dieses Buchkonzept soll eine umfassende Übersicht über die Debatte bieten und dabei alle Seiten fair darstellen. Es ist wichtig anzuerkennen, dass es verschiedene Ansichten und Meinungen zu diesem Thema gibt und dass kontroverse Diskussionen stattfinden.

Ich möchte Ihnen versichern, dass ich während der Erstellung dieses Buches objektiv und neutral vorgegangen bin. Mein Ziel ist es, Ihnen eine breite Palette an Informationen bereitzustellen, damit Sie selbstständig fundierte Entscheidungen treffen können. Es ist wichtig, dass Sie Ihre eigene Recherche betreiben und verschiedene Quellen und Standpunkte in Betracht ziehen, bevor Sie Schlussfolgerungen ziehen.

Ich hoffe, dass dieses Buch Ihnen einen umfassenden Überblick über das Thema Vitamin B17, Aprikosenkerne und alternative Krebsbehandlungen bieten kann. Es ist meine Absicht, Ihnen Wissen und Verständnis zu vermitteln, um Sie bei der Entscheidungsfindung zu unterstützen. Dennoch ist es entscheidend zu betonen, dass dieses Buch keine Handlungsanweisungen oder spezifischen Behandlungspläne enthält.

Ich möchte mich bei allen bedanken, die zu diesem Buch beigetragen haben, insbesondere den Experten, Forschern und Medizinern, deren Arbeit und Erkenntnisse in diesem Buch präsentiert werden. Ich hoffe, dass Sie dieses Buch als eine wertvolle Informationsquelle betrachten und dass es dazu beiträgt, Ihr Verständnis für Krebs und Behandlungsmöglichkeiten zu erweitern.

Abschließend möchte ich Ihnen viel Mut und Hoffnung auf Ihrem persönlichen Weg wünschen. Krebs ist eine Herausforderung, aber mit Unterstützung, Information und der richtigen medizinischen Betreuung gibt es immer Hoffnung auf Heilung und Verbesserung der Lebensqualität.

Herzlichst,

Hans C. Bayer

Einführung

1.1 Einleitung

Dieses Buch taucht ein in ein faszinierendes, aber kontroverses Thema: die Rolle von Vitamin B17 und Aprikosenkernen in der Krebsbehandlung. Es gibt kaum ein Gesundheitsthema, das nicht so intensiv und leidenschaftlich diskutiert wird wie die Behandlung von Krebs. Von konventioneller Medizin bis hin zu alternativen Ansätzen, das Streben nach effektiven und verträglichen Krebsbehandlungen ist ein zentrales Anliegen von Patienten, Ärzten und Wissenschaftlern weltweit. Im Mittelpunkt dieser Diskussion steht die Suche nach einem Heilmittel, das Leben retten und gleichzeitig die Lebensqualität der Patienten bewahren kann.

Im Laufe der Jahre haben sich viele Theorien entwickelt, die von anerkannten medizinischen Behandlungen bis hin zu umstrittenen Ansätzen reichen. Einer dieser Ansätze ist die Verwendung von Vitamin B17, auch bekannt als Amygdalin oder Laetrile, das in Aprikosenkernen gefunden wird. Dieser Ansatz hat sowohl leidenschaftliche Befürworter, die an seine Wirksamkeit glauben, als auch entschiedene Kritiker, die seine Sicherheit und Wirksamkeit infrage stellen.

In diesem Buch wollen wir Licht auf dieses komplexe und oftmals emotional geladene Thema werfen. Unser Ziel ist es, eine ausgewogene und umfassende Analyse des aktuellen Standes der

Forschung zu Vitamin B17 und seiner Rolle in der Krebsbehandlung zu liefern. Dabei werden wir sowohl die Argumente seiner Befürworter als auch die Bedenken seiner Kritiker berücksichtigen. Unser Ansatz ist dabei von wissenschaftlicher Neugier und kritischem Denken geprägt. Es ist unser Ziel, Ihnen, dem Leser, ein fundiertes Verständnis dieses wichtigen Themas zu vermitteln.

1.2 Definition von Vitamin B17

Um das Thema zu verstehen, beginnen wir zunächst mit den Grundlagen. Was ist ein Vitamin? Allgemein gesagt, sind Vitamine organische Moleküle, die unser Körper in kleinen Mengen für seine normale Funktion und Gesundheit benötigt. Sie sind für zahlreiche biologische Prozesse unerlässlich, einschließlich Wachstum, Entwicklung, Nervenfunktion und Stoffwechsel. Unsere Körper können viele Vitamine nicht selbst herstellen, daher müssen wir sie durch unsere Ernährung aufnehmen.

Doch Vitamin B17 ist hier eine Ausnahme. Tatsächlich ist Vitamin B17 nicht wirklich ein Vitamin im herkömmlichen Sinne. Der korrekte Name für die Substanz, die oft als Vitamin B17 bezeichnet wird, ist Amygdalin. Amygdalin ist eine chemische Verbindung, die in den Kernen einiger Früchte gefunden wird, besonders reichlich in Aprikosenkernen. Die Verbindung besteht aus zwei Molekülen Zucker, einem Molekül Benzaldehyd und einem Molekül Cyanid.

Die Anwesenheit von Cyanid ist es, die Amygdalin zu einem Thema der Debatte macht. Cyanid ist bekanntermaßen ein starkes Gift. Es blockiert einen Prozess namens Zellatmung, der für das Überleben aller Zellen in unserem Körper unerlässlich ist. In höheren Mengen kann Cyanid tödlich sein. Dennoch behaupten die Befürworter von Vitamin B17, dass Amygdalin eine wirksame Waffe im Kampf gegen Krebs sein kann.

Die Geschichte von Vitamin B17 ist eng verknüpft mit der Entwicklung von Amygdalin als potentielles Krebsheilmittel. Dieser Ansatz wurde insbesondere durch die Arbeiten des amerikanischen Biochemikers Ernst T. Krebs Jr. bekannt, der in den 1950er Jahren begann, Amygdalin als potentielle Behandlung für Krebs zu erforschen. Krebs prägte den Begriff "Vitamin B17" in einem Versuch, die Akzeptanz und Verbreitung dieser Substanz zu fördern. Er behauptete, dass eine mangelnde Aufnahme von Vitamin B17 in der modernen Ernährung ein Hauptgrund für die Zunahme von Krebserkrankungen sei.

Es ist wichtig zu betonen, dass Amygdalin, trotz seiner Bezeichnung als Vitamin B17, nicht von offiziellen Gesundheitsorganisationen oder -gremien als Vitamin anerkannt ist. Es fehlen Beweise dafür, dass der Mensch Amygdalin für normale Körperfunktionen benötigt.

1.3 Geschichte und Hintergrund der Verwendung von Aprikosenkernen als Heilmittel

Die Idee, natürliche Substanzen zur Behandlung von Krankheiten zu verwenden, hat eine lange und vielschichtige Geschichte. Sie geht zurück auf die alten Zivilisationen, die intuitiv erkannten, dass bestimmte Pflanzen und Früchte heilende Eigenschaften hatten. In vielen Kulturen, von der traditionellen chinesischen Medizin bis hin zu den Naturheilmitteln der amerikanischen Ureinwohner, wurden Aprikosenkerne aufgrund ihrer vermeintlich gesundheitsfördernden Eigenschaften verwendet.

Die spezifische Idee, dass Aprikosenkerne zur Behandlung von Krebs verwendet werden könnten, ist jedoch eine relativ moderne Entwicklung. Sie entstand im 20. Jahrhundert und wurde hauptsächlich durch die Arbeiten von Ernst T. Krebs Jr. und seinem Vater, Ernst T. Krebs Sr., vorangetrieben. Die beiden Forscher behaupteten, dass Amygdalin, die Substanz in Aprikosenkernen, eine wirksame Behandlung für Krebs sein könnte.

In den Jahren seit den Arbeiten der Familie Krebs hat sich die Idee von Vitamin B17 trotz vieler Kontroversen in bestimmten Kreisen behauptet. Befürworter argumentieren, dass Amygdalin eine wirksame und natürliche Behandlung für Krebs darstellt, während Kritiker die mangelnde wissenschaftliche Unterstützung für diese Ansprüche und das potenzielle Risiko der Cyanidvergiftung anführen.

Diese Debatte ist ein Beispiel dafür, wie ein komplexes und emotionales Thema wie die Krebsbehandlung verschiedene Meinungen und Theorien hervorbringen kann. Im Laufe dieses

Buches werden wir tiefer in diese Debatte eintauchen, um ein vollständigeres Bild von den Chancen und Herausforderungen rund um die Verwendung von Vitamin B17 in der Krebsbehandlung zu zeichnen.

1.4 Krebs: Eine grundlegende Einführung

Bevor wir tiefer in die spezifischen Behauptungen und Kontroversen rund um Vitamin B17 eintauchen, sollten wir uns zunächst einen grundlegenden Überblick über Krebs verschaffen. Krebs ist ein Sammelbegriff für eine Gruppe von Krankheiten, die durch das unkontrollierte Wachstum und die unkontrollierte Teilung von Zellen gekennzeichnet sind.

In einem gesunden Körper gibt es Mechanismen, die das Wachstum und die Teilung der Zellen regulieren. Jede Zelle hat eine Art internen Timer, der bestimmt, wann sie sich teilen darf und wann sie sterben muss. Dieser Prozess wird als Zellzyklus bezeichnet. Bei Krebs jedoch versagen diese Mechanismen. Die Zellen teilen sich unkontrolliert und sterben nicht wie vorgesehen, was zu einem übermäßigen Wachstum von Gewebe, einem Tumor, führt.

Es gibt viele verschiedene Arten von Krebs, je nachdem, welche Zellen betroffen sind. Jede Art von Krebs kann unterschiedliche Symptome und Behandlungen haben. Einige der häufigsten Arten von Krebs sind Brustkrebs, Lungenkrebs, Prostatakrebs, Darmkrebs und Hautkrebs.

Die herkömmlichen Behandlungen für Krebs beinhalten Operationen, bei denen der Tumor entfernt wird, Chemotherapie, die darauf abzielt, die Krebszellen abzutöten, und Strahlentherapie, die hochenergetische Strahlen verwendet, um Krebszellen zu zerstören. Diese Therapien können jedoch Nebenwirkungen haben und sind nicht immer vollständig wirksam. Deshalb suchen Ärzte und Forscher ständig nach neuen Behandlungsmethoden und Medikamenten.

1.5 Die Debatte um Vitamin B17 und Aprikosenkerne

Die Idee, dass eine Substanz in Aprikosenkernen als Behandlung für Krebs verwendet werden könnte, hat seit den 1950er Jahren sowohl Unterstützung als auch Kritik gefunden. Befürworter von Vitamin B17 argumentieren, dass die in Aprikosenkernen enthaltene Substanz Amygdalin, wenn sie richtig verwendet wird, Krebszellen abtöten kann, ohne gesunde Zellen zu schädigen. Sie glauben, dass Amygdalin ein fehlendes "Vitamin" in unserer modernen Ernährung ist und dass eine erhöhte Aufnahme dieses "Vitamins" dazu beitragen könnte, die Ausbreitung von Krebs zu verhindern.

Kritiker hingegen argumentieren, dass die Behauptungen über die Wirksamkeit von Vitamin B17 nicht ausreichend wissenschaftlich belegt sind. Sie weisen darauf hin, dass Amygdalin bei seiner Zersetzung im Körper Cyanid freisetzt, ein starkes Gift, das in hohen Dosen tödlich sein kann. Darüber hinaus gibt es Bedenken, dass die Förderung von Vitamin B17 als Krebsheilmittel Patienten dazu verleiten könnte, bewährte und effektive Krebstherapien zugunsten einer unerprobten und potenziell gefährlichen Behandlung zu vermeiden.

In den folgenden Kapiteln werden wir die Argumente auf beiden Seiten dieser Debatte gründlicher prüfen. Wir werden die wissenschaftlichen Erkenntnisse über die Wirkung von Amygdalin auf Krebszellen, die möglichen Risiken und Nebenwirkungen, und die sozio-politischen Aspekte dieser Kontroverse analysieren.

1.6 Erwartungen und Ziele dieses Buches

Die Rolle von Vitamin B17 und Aprikosenkernen in der Krebsbehandlung ist ein komplexes und umstrittenes Thema. Es wirft Fragen auf, die sich nicht nur auf medizinische und biologische Aspekte, sondern auch auf ethische und soziale Aspekte beziehen. Wie sollten wir mit alternativen Krebsbehandlungen umgehen, die von einigen leidenschaftlich befürwortet, aber von der Mehrheit der medizinischen Gemeinschaft abgelehnt werden? Wie können wir Patienten dabei unterstützen, informierte Entscheidungen über ihre Gesundheit zu treffen, insbesondere in einer Zeit, in der Informationen und Desinformationen so leicht zugänglich sind?

Das Ziel dieses Buches ist es, eine umfassende und ausgewogene Darstellung der Debatte um Vitamin B17 zu liefern. Dabei wollen wir nicht nur die wissenschaftlichen Aspekte dieses Themas beleuchten, sondern auch die sozialen, kulturellen und politischen Dimensionen, die diese Debatte prägen.

Wir hoffen, dass dieses Buch dazu beitragen wird, das Verständnis für diese wichtige und komplexe Frage zu vertiefen und Lesern dabei helfen wird, informierte Entscheidungen über ihre Gesundheit zu treffen. In einer Welt, in der die Menge an verfügbaren Gesundheitsinformationen überwältigend sein kann, streben wir danach, eine zuverlässige und gründliche Ressource zu sein, die auf der soliden Grundlage wissenschaftlicher Forschung basiert.

Abschließend möchten wir betonen, dass, obwohl wir bemüht sind, die aktuellsten und genauesten Informationen bereitzustellen, dieses Buch keinen medizinischen Rat ersetzen sollte. Wenn Sie oder ein geliebter Mensch mit Krebs konfrontiert sind, wenden Sie sich bitte an einen qualifizierten Arzt oder eine andere Gesundheitsfachkraft, um den besten Behandlungsplan für Ihre spezielle Situation zu erarbeiten.

Kapitel 2: Die Theorie hinter Vitamin B17

2.1 Einführung in das Kapitel

Im ersten Kapitel haben wir uns mit einer Einführung in das Thema Vitamin B17 befasst, die uns einen Überblick über die Definition, die Herkunft und die historische Nutzung von Aprikosenkernen als Heilmittel gab. Jetzt, im zweiten Kapitel, beginnen wir unseren tiefen Tauchgang in das Herz des Themas, indem wir die Theorie hinter Vitamin B17 erforschen. Um uns auf diese Reise zu begeben, ist es unerlässlich, die beiden Schlüsselkonzepte zu verstehen, die häufig mit Vitamin B17 in Verbindung gebracht werden: Amygdalin und Laetrile.

Amygdalin und Laetrile sind zwei chemische Verbindungen, die oft synonym mit Vitamin B17 verwendet werden. Beide werden hauptsächlich in den Kernen von Aprikosen und anderen Steinfrüchten gefunden, sowie in kleineren Mengen in einer Vielzahl anderer Lebensmittel. Sie haben in den letzten Jahrzehnten zunehmend Aufmerksamkeit erregt, insbesondere wegen ihrer potenziellen Rolle als alternative Behandlungen für Krebs.

Die Idee, dass diese Verbindungen Krebs bekämpfen können, basiert hauptsächlich auf einer Theorie, die als die "Enzymtheorie" bekannt ist. Diese Theorie legt nahe, dass Aprikosenkerne - und damit auch Amygdalin und Laetrile - spezielle Enzyme enthalten, die dazu in der Lage sind, Krebszellen selektiv zu zerstören, während gesunde Zellen unberührt bleiben.

Bevor wir in diese tiefgehende Diskussion eintauchen, ist es wichtig, hervorzuheben, dass diese Theorie, obwohl sie von einigen Befürwortern vehement verteidigt wird, nicht allgemein von der medizinischen Gemeinschaft anerkannt ist. Es besteht ein erheblicher Dissens über die Wirksamkeit von Vitamin B17, Amygdalin und Laetrile bei der Behandlung von Krebs, und diese Diskussion ist oft von Kontroversen geprägt, wie wir später in diesem Buch noch ausführlicher besprechen werden.

In diesem Kapitel werden wir jedoch nicht die Kontroversen diskutieren, sondern uns auf die Darstellung der zugrundeliegenden Theorien und Konzepte konzentrieren, die die Verwendung von Vitamin B17 und verwandten Verbindungen als Krebsbehandlung unterstützen. Wir werden beginnen, indem wir Amygdalin und Laetrile definieren und erklären, was sie sind, woher sie kommen und wie sie funktionieren. Anschließend werden wir die Enzymtheorie im Detail erläutern und erörtern, wie sie den Rahmen für die Annahme bildet, dass Aprikosenkerne und ihre chemischen Bestandteile das Potenzial haben, Krebs zu bekämpfen.

Mit diesem Wissen werden wir dann besser in der Lage sein, die weiterführenden Kapitel zu verstehen, in denen wir die wissenschaftlichen Beweise für und gegen die Wirksamkeit von Vitamin B17, Amygdalin und Laetrile als Krebsbehandlung diskutieren, sowie die sozialen, politischen und wirtschaftlichen Aspekte, die sich um diese Diskussion herum entwickelt haben.

2.2 Was ist Amygdalin?

Die Reise in die Tiefe der Theorie hinter Vitamin B17 beginnt mit Amygdalin. Amygdalin ist eine natürlich vorkommende chemische Verbindung, die in vielen Pflanzen gefunden wird, insbesondere in den Kernen von Steinfrüchten. Der Name Amygdalin leitet sich vom griechischen Wort "amygdale" ab, was Mandel bedeutet, denn es wurde ursprünglich aus Mandelkernen isoliert.

Die chemische Struktur von Amygdalin umfasst zwei Einheiten Zucker und eine cyanogene Gruppe. Diese cyanogene Gruppe hat die Fähigkeit, unter bestimmten Bedingungen Cyanid freizusetzen, ein starkes und gefährliches Gift. Diese Bedingungen treten ein, wenn Amygdalin in Anwesenheit eines bestimmten Enzyms, bekannt als Beta-Glucosidase, abgebaut wird.

Beta-Glucosidase ist ein weit verbreitetes Enzym, das in vielen Pflanzen und auch im menschlichen Darm vorkommt. Wenn Amygdalin von Beta-Glucosidase abgebaut wird, wird Cyanid freigesetzt, welches dann die Möglichkeit hat, Zellen abzutöten. Dies ist ein Grund, warum einige Forscher glauben, dass Amygdalin das Potenzial hat, Krebszellen zu töten.

Es ist jedoch wichtig zu betonen, dass diese cyanogene Gruppe in Amygdalin in ihrer natürlichen Form stabil und ungiftig ist. Sie wird nur giftig, wenn sie durch Beta-Glucosidase abgebaut wird. Dies bedeutet, dass der Verzehr von Lebensmitteln, die Amygdalin enthalten, in der Regel sicher ist, solange sie nicht in großen Mengen verzehrt werden oder in Verbindung mit bestimmten anderen Substanzen, die die Freisetzung von Cyanid fördern.

Amygdalin selbst hat keinen starken Geschmack oder Geruch und ist in Wasser löslich. Es kommt in den Kernen verschiedener Früchte in unterschiedlichen Konzentrationen vor, wobei Aprikosenkerne normalerweise einen der höchsten Gehalte aufweisen. Dies ist einer der Gründe, warum Aprikosenkerne oft als eine Hauptquelle für Vitamin B17 angepriesen werden.

Es ist auch wichtig zu beachten, dass Amygdalin in verschiedenen Formen vorkommt, einschließlich freiem Amygdalin und gebundenem Amygdalin. Freies Amygdalin ist die Form, die direkt aufgenommen und vom Körper verwendet werden kann, während gebundenes Amygdalin erst durch bestimmte Prozesse, wie zum Beispiel Verdauung oder Kochen, in die freie Form umgewandelt werden muss.

Insgesamt ist Amygdalin eine komplexe und faszinierende Verbindung, deren potenzielle Rolle bei der Bekämpfung von Krebs noch immer Gegenstand intensiver Forschung und Debatte ist. In den nächsten Abschnitten werden wir die genauen Mechanismen untersuchen, durch die Amygdalin nach Ansicht einiger Forscher

Krebs bekämpfen könnte, und wir werden uns auch mit Laetrile befassen, einer verwandten Verbindung, die oft als eine konzentrierte und wirksamere Form von Vitamin B17 angesehen wird.

2.3 Was ist Laetrile?

Laetrile ist eine weitere Verbindung, die in der Diskussion um Vitamin B17 und dessen potenzielle Krebs bekämpfende Eigenschaften eine zentrale Rolle spielt. Laetrile ist ein halbsynthetisches Derivat von Amygdalin und wurde in den 1950er Jahren von Dr. Ernst T. Krebs Jr. eingeführt, einem Biochemiker, der stark an die krebsbekämpfenden Eigenschaften von Amygdalin und Laetrile glaubte.

Die Bezeichnung Laetrile ist eine Kombination aus den Worten 'laevorotatory' und 'Mandel' und bezieht sich auf die spezifische räumliche Anordnung der Atome in der Verbindung und auf ihren Ursprung in Mandeln, eine der reichsten natürlichen Quellen von Amygdalin.

Laetrile ähnelt Amygdalin in seiner chemischen Struktur, weist jedoch einige Unterschiede auf, die dazu führen, dass es häufig als eine "reinere" oder "stärkere" Form von Vitamin B17 angesehen wird. Ähnlich wie Amygdalin besteht auch Laetrile aus zwei Zuckereinheiten und einer cyanogenen Gruppe, die unter bestimmten Bedingungen Cyanid freisetzen kann.

Obwohl Laetrile aus Amygdalin synthetisiert wird, wird es oft in einer etwas veränderten Form verabreicht, die das Potenzial hat, mehr Cyanid freizusetzen als Amygdalin selbst. Dies hat dazu geführt, dass einige Leute Laetrile als eine potentere Form von Vitamin B17 betrachten, obwohl diese Ansicht umstritten ist und nicht von allen geteilt wird.

Es ist wichtig zu beachten, dass sowohl Laetrile als auch Amygdalin in der Natur in den Kernen verschiedener Steinfrüchte vorkommen. Die Unterscheidung zwischen den beiden liegt vor allem in der Art und Weise, wie sie verarbeitet und verwendet werden, und in der spezifischen Art und Weise, wie sie im Körper abgebaut werden.

Da Laetrile eine halb-synthetische Verbindung ist, kann es nicht in der gleichen Form in der Natur gefunden werden wie Amygdalin. Stattdessen wird Laetrile normalerweise in einem Labor hergestellt, indem Amygdalin aus natürlichen Quellen extrahiert und dann chemisch modifiziert wird.

Insgesamt ist Laetrile, ähnlich wie Amygdalin, eine Verbindung mit einem komplexen chemischen Profil und einem umstrittenen Ruf. Während einige Menschen glauben, dass es das Potenzial hat, als ein wirksames Krebsheilmittel zu dienen, ist diese Ansicht nicht allgemein akzeptiert und wird von vielen in der medizinischen Gemeinschaft in Frage gestellt. In den nächsten Abschnitten werden wir uns genauer mit den Theorien und Behauptungen auseinandersetzen, die die Verwendung von Laetrile als Krebsbehandlung unterstützen.

2.4 Die Enzymtheorie

Nachdem wir uns eingehend mit Amygdalin und Laetrile befasst haben, wenden wir uns nun der "Enzymtheorie" zu. Dies ist eine Hypothese, die darauf abzielt, zu erklären, wie diese Substanzen theoretisch Krebs bekämpfen könnten. Um diese Theorie zu verstehen, müssen wir uns zunächst die allgemeinen Mechanismen anschauen, wie Krebs entsteht und wie er sich im Körper ausbreitet.

Krebs entsteht, wenn die DNA in Körperzellen aufgrund von genetischen Veränderungen beschädigt wird, die dann dazu führen, dass die Zellen unkontrolliert wachsen und sich teilen. Dieser unkontrollierte Wachstumsprozess kann dazu führen, dass die Krebszellen gesundes Gewebe infiltrieren und schädigen, was zu einer Reihe von gesundheitlichen Problemen führen kann.

Die Enzymtheorie postuliert, dass Amygdalin und Laetrile über spezielle Enzyme wirken, die in der Lage sind, selektiv Krebszellen zu zerstören und gesunde Zellen unberührt zu lassen. Die Theorie basiert auf der Beobachtung, dass Krebszellen im Vergleich zu gesunden Zellen einen höheren Gehalt an bestimmten Enzymen aufweisen, insbesondere an einem Enzym namens Beta-Glucosidase.

Wie bereits erwähnt, ist Beta-Glucosidase ein Enzym, das Amygdalin und Laetrile abbaut und dabei Cyanid freisetzt. Laut der Enzymtheorie ist dieses Enzym in Krebszellen in viel größeren Mengen vorhanden als in gesunden Zellen. Wenn Amygdalin oder Laetrile in den Körper eingeführt werden, würden sie nach dieser Theorie vor allem in Krebszellen abgebaut, da diese einen höheren Gehalt an Beta-Glucosidase haben. Dies würde zu einer lokalen Freisetzung von Cyanid in den Krebszellen führen, die sie abtöten würde, während gesunde Zellen aufgrund ihres geringeren Gehalts an Beta-Glucosidase weitgehend unberührt bleiben.

Es ist wichtig zu betonen, dass die Enzymtheorie nur eine Hypothese ist und nicht allgemein von der medizinischen Gemeinschaft akzeptiert wird. Viele Wissenschaftler argumentieren, dass die Enzymtheorie auf einer Reihe von Annahmen basiert, die nicht ausreichend durch wissenschaftliche Beweise gestützt werden.

Zum Beispiel gibt es keine eindeutigen Beweise dafür, dass Krebszellen tatsächlich einen höheren Gehalt an Beta-Glucosidase aufweisen als gesunde Zellen. Außerdem gibt es Bedenken hinsichtlich der Sicherheit der Freisetzung von Cyanid im Körper, selbst wenn dies selektiv in Krebszellen geschieht. Cyanid ist ein starkes Gift, und seine Freisetzung im Körper könnte zu einer Reihe von gesundheitlichen Problemen führen, insbesondere wenn es nicht effektiv neutralisiert wird.

Trotz dieser Kritikpunkte wird die Enzymtheorie immer noch von einigen Befürwortern von Vitamin B17, Amygdalin und Laetrile verteidigt, die glauben, dass sie einen wertvollen Beitrag zur Krebsbekämpfung leisten könnte. Viele davon behaupten, dass konventionelle Krebsbehandlungen, wie Chemotherapie und Bestrahlung, oft erhebliche Nebenwirkungen haben und nicht immer wirksam sind. Daher suchen sie nach alternativen Methoden, um Krebs zu behandeln oder zu verhindern.

Die Enzymtheorie bietet eine solche Alternative, obwohl sie, wie erwähnt, nicht ohne Kontroversen ist. Einige Befürworter gehen sogar so weit zu behaupten, dass die pharmazeutische Industrie und das medizinische Establishment die potenziellen Vorteile von Amygdalin und Laetrile bewusst herunterspielen oder ignorieren, um ihre eigenen Interessen zu schützen. Diese Ansichten sind jedoch umstritten und werden von vielen als Verschwörungstheorien angesehen.

Es ist auch wichtig zu betonen, dass, während die Enzymtheorie einen plausiblen Mechanismus für die Wirkung von Amygdalin und Laetrile gegen Krebs bietet, die wissenschaftliche Forschung in diesem Bereich bisher keine eindeutigen Beweise dafür geliefert hat, dass diese Substanzen tatsächlich wirksam sind. Mehrere Studien haben gezeigt, dass Amygdalin und Laetrile bei der Bekämpfung von Krebszellen in vitro (d.h. im Reagenzglas) wirksam sein können, aber die Ergebnisse von Studien am Menschen waren bisher nicht überzeugend.

Insgesamt bietet die Enzymtheorie einen interessanten, wenn auch umstrittenen, Ansatz zur Bekämpfung von Krebs. Es ist eine Theorie, die es verdient, weiter untersucht zu werden, aber sie sollte nicht als etablierte Wahrheit angesehen werden, bis sie durch solide wissenschaftliche Beweise gestützt wird. In den folgenden Kapiteln werden wir uns die verfügbaren Beweise für die Wirksamkeit von Vitamin B17, Amygdalin und Laetrile genauer ansehen und auch die Kontroversen diskutieren, die ihre Verwendung umgeben.

2.6 Die Rolle der Ernährung

Ernährung ist ein wichtiger Aspekt der allgemeinen Gesundheit und spielt eine wesentliche Rolle in vielen Aspekten der Krankheitsprävention und -behandlung, einschließlich Krebs. Ein gut ausgewogener Ernährungsplan kann dazu beitragen, das Risiko für viele Krebsarten zu verringern, während eine schlechte Ernährung das Risiko erhöhen kann. Daher kann die Rolle der Ernährung bei der Verwendung von Vitamin B17 und der Theorie, dass es Krebs bekämpfen kann, nicht ignoriert werden.

Ein wichtiger Aspekt der Ernährung in Bezug auf Vitamin B17 ist die Quelle des Vitamins. Wie bereits erwähnt, wird Amygdalin, das in Vitamin B17 umgewandelt wird, in den Kernen bestimmter Früchte, insbesondere Aprikosen, gefunden. Es ist jedoch auch in anderen Lebensmitteln wie Apfelsamen, Kirschkernen, Pfirsichkernen und Mandeln vorhanden. Einige Befürworter von Vitamin B17 betonen daher die Bedeutung einer Ernährung, die reich an diesen Lebensmitteln ist, um eine ausreichende Aufnahme von Amygdalin zu gewährleisten.

Darüber hinaus könnte die Ernährung auch die Effektivität von Vitamin B17 bei der Bekämpfung von Krebszellen beeinflussen. Es gibt Theorien, die vorschlagen, dass bestimmte Lebensmittel und Nahrungsergänzungsmittel die Aufnahme und Verstoffwechselung von Amygdalin und Laetrile im Körper beeinflussen und damit ihre potenzielle Wirkung gegen Krebszellen verstärken oder abschwächen könnten.

Zum Beispiel wird angenommen, dass bestimmte Enzyme und Nährstoffe die Fähigkeit von Vitamin B17, Krebszellen abzutöten, verbessern könnten. Rhodanese, ein Enzym, das in vielen Lebensmitteln, einschließlich Gemüse und Fleisch, gefunden wird, wird angenommen, dass es die Toxizität von Cyanid, das durch die Zersetzung von Amygdalin und Laetrile freigesetzt wird, reduziert. Dies könnte theoretisch dazu führen, dass mehr Vitamin B17 sicher im Körper zirkulieren und Krebszellen bekämpfen könnte, ohne gesunde Zellen zu schädigen.

Ebenso könnte die Zugabe von Vitamin C zu der Ernährung die Fähigkeit des Körpers erhöhen, Vitamin B17 zu absorbieren und zu nutzen. Es wird vermutet, dass Vitamin C als Antioxidans wirkt und dazu beiträgt, freie Radikale zu neutralisieren, die während des Abbaus von Amygdalin und Laetrile entstehen können.

Es ist jedoch wichtig zu betonen, dass diese Theorien bisher nicht ausreichend durch wissenschaftliche Forschung untermauert wurden. Darüber hinaus gibt es auch Bedenken hinsichtlich der Sicherheit der Verwendung von Nahrungsergänzungsmitteln zur Erhöhung der Aufnahme und Wirkung von Vitamin B17. Hohe Dosen von Vitamin B17, insbesondere wenn sie in Kombination mit bestimmten Nahrungsergänzungsmitteln eingenommen werden, könnten potentiell gefährlich sein und zu ernsthaften Nebenwirkungen führen, einschließlich Cyanidvergiftung.

Ebenso ist es wichtig, eine ausgewogene Ernährung aufrechtzuerhalten und sich nicht zu sehr auf bestimmte Lebensmittel oder Nahrungsergänzungsmittel zu verlassen. Eine Ernährung, die reich an Obst und Gemüse ist, kann viele Vorteile für die Gesundheit bieten, einschließlich einer reduzierten Krebsrisiko. Jedoch sollte der Konsum von Aprikosenkernen und anderen Quellen von Amygdalin und Laetrile nicht zu einer Vernachlässigung anderer wichtiger Nahrungsmittel und Nährstoffe führen.

Ein weiterer Aspekt, der zu beachten ist, ist die Qualität der Lebensmittel, die wir konsumieren. Es ist bekannt, dass Lebensmittel, die reich an Pestiziden, künstlichen Zusatzstoffen und anderen potentiell schädlichen Substanzen sind, das Risiko von Krebs und anderen Gesundheitsproblemen erhöhen können. Daher ist es sinnvoll, Bio-Produkte zu wählen, wenn möglich, und Lebensmittel zu meiden, die hohe Mengen an schädlichen Substanzen enthalten könnten.

Zusammenfassend lässt sich sagen, dass die Ernährung eine wichtige Rolle bei der Verwendung von Vitamin B17 spielen kann. Eine ausgewogene Ernährung, die reich an Obst und Gemüse ist, kann dazu beitragen, eine ausreichende Aufnahme von Amygdalin und Laetrile zu gewährleisten und könnte ihre potenzielle Wirkung gegen Krebszellen verbessern. Es ist jedoch wichtig, sicherzustellen, dass diese Lebensmittel sicher und von hoher Qualität sind und dass sie in einer Weise konsumiert werden, die die allgemeine Gesundheit und das Wohlbefinden unterstützt. Es ist auch wichtig, medizinischen Rat einzuholen, bevor man Veränderungen in der Ernährung vornimmt, insbesondere wenn man beabsichtigt, Nahrungsergänzungsmittel zu verwenden, um die Aufnahme und Wirkung von Vitamin B17 zu erhöhen.

Im nächsten Kapitel werden wir uns die verfügbaren Beweise für die Wirksamkeit von Vitamin B17 genauer ansehen, einschließlich Fallstudien von Menschen, die behaupten, dass sie durch die Einnahme von Vitamin B17 geheilt wurden, sowie Labor- und Tierversuche, die seine Auswirkungen auf Krebszellen zeigen.

Kapitel 3: Beweise für die Wirksamkeit von Vitamin B17

3.1 Ein Überblick über die Forschung zu Vitamin B17

In der Welt der Wissenschaft und Medizin ist Vitamin B17 ein umstrittenes Thema. Der Begriff "Vitamin B17" ist in der Tat kein offiziell anerkannter Name für einen Nährstoff, sondern ein Begriff, der oft verwendet wird, um eine natürliche Verbindung namens Amygdalin zu beschreiben, die in bestimmten Lebensmitteln, insbesondere in Aprikosenkernen, vorkommt. Einige Anhänger behaupten, dass Amygdalin, auch als Laetrile bekannt, potent genug ist, um Krebszellen abzutöten, während es normale Zellen unbeschadet lässt. Aber was sagt die Wissenschaft dazu?

In den letzten Jahrzehnten wurden zahlreiche Studien durchgeführt, um die möglichen Auswirkungen von Vitamin B17 auf Krebs zu untersuchen. Einige Forschungsarbeiten, vor allem im Labor oder an Tieren, haben ergeben, dass Amygdalin das Wachstum von Krebszellen hemmen kann. Andere Studien wiederum konnten keinen signifikanten Effekt feststellen oder haben gezeigt, dass hohe Dosen von Amygdalin toxisch sein können.

Es ist wichtig zu betonen, dass viele dieser Untersuchungen unter Laborbedingungen oder an Tieren durchgeführt wurden, was bedeutet, dass ihre Ergebnisse nicht unbedingt auf Menschen übertragbar sind. Darüber hinaus müssen wir bei der Betrachtung dieser Studien vorsichtig sein, da einige von ihnen von Interessenkonflikten betroffen sein könnten - zum Beispiel wenn sie von Gruppen oder Einzelpersonen finanziert wurden, die ein starkes Interesse an der Förderung von Vitamin B17 als Krebsheilmittel haben.

Schließlich gibt es die Qualität der Studien selbst zu bedenken. Einige Untersuchungen hatten kleine Stichprobengrößen oder verwendeten Methoden, die als weniger zuverlässig angesehen werden. Diese Faktoren können die Aussagekraft und Zuverlässigkeit der Ergebnisse beeinträchtigen.

Insgesamt gibt es also eine Menge Forschung zu Vitamin B17 und seiner Rolle bei der Krebsbehandlung, aber die Ergebnisse sind gemischt und es gibt viele Fragen, die noch geklärt werden müssen.

3.2 Fallstudien und anekdotische Berichte

In diesem Abschnitt des Buches tauchen wir ein in das Feld der persönlichen Berichte und Fallstudien. Dies sind Geschichten von

Menschen, die nach eigenen Angaben durch den Einsatz von Vitamin B17 bedeutende Verbesserungen ihrer Gesundheit erlebt haben oder sogar von Krebs geheilt wurden. Es ist wichtig zu betonen, dass diese Geschichten individuelle Erfahrungen repräsentieren und nicht als wissenschaftlicher Beweis für die Wirksamkeit von Vitamin B17 angesehen werden sollten. Sie liefern jedoch interessante Einblicke und können Anlass für weitergehende wissenschaftliche Untersuchungen geben. Die Namen wurden aus Gründen des Datenschutzes ersetzt.

Fallstudie 1: Ein mittleren Alters Mann, nennen wir ihn Herrn Müller, wurde mit fortgeschrittenem Darmkrebs diagnostiziert. Die konventionellen Therapieansätze brachten keinen Erfolg. Herr Müller beschloss, seine Ernährung umzustellen und begann, Vitamin B17 in Form von Aprikosenkernen zu sich zu nehmen. Über die folgenden Monate berichtete er von einer Verbesserung seines Allgemeinzustandes und eine Reduktion seiner Tumormarker.

Fallstudie 2: Eine Frau in ihren 50ern, nennen wir sie Frau Schmidt, wurde mit Brustkrebs diagnostiziert. Neben der regulären Behandlung mit Chemotherapie und Bestrahlung integrierte sie Vitamin B17 in ihre Ernährung. Sie berichtet, dass ihre Symptome sich verbesserten und ihre Energie zurückkehrte.

Fallstudie 3: Ein junger Mann, nennen wir ihn Herrn Schneider, erkrankte an Leukämie. Er entschied sich gegen konventionelle Therapien und setzte voll auf eine natürliche Behandlung, einschließlich der Einnahme von Vitamin B17. Nach einigen

Monaten berichtete er von einer deutlichen Verbesserung seines Zustandes.

Diese Geschichten sind berührend und beeindruckend, aber es ist wichtig zu betonen, dass sie nicht als Beweis für die Wirksamkeit von Vitamin B17 dienen können. Sie stellen persönliche Erfahrungen dar und es können viele Faktoren zu den beschriebenen Verbesserungen beigetragen haben.

3.3 Laborstudien und Tierversuche

Nach dem Durchlesen der Fallstudien und anekdotischen Berichte richten wir unseren Blick nun auf die Laborstudien und Tierversuche. In diesem Abschnitt werden wir den derzeitigen Stand der Forschung bezüglich der Wirkung von Vitamin B17 auf Krebszellen untersuchen.

Die Durchführung von Laborstudien und Tierversuchen ist ein wichtiger Schritt, um die potenzielle Wirksamkeit von Vitamin B17 bei der Bekämpfung von Krebs zu erforschen. Diese Art von Untersuchungen ermöglicht es den Wissenschaftlern, die Auswirkungen von Vitamin B17 auf Krebszellen in einer kontrollierten Umgebung zu analysieren und zu bewerten.

Laborstudien werden oft an isolierten Krebszelllinien durchgeführt, die im Labor gezüchtet werden. In diesen Studien werden die

Zellen mit unterschiedlichen Konzentrationen von Vitamin B17 oder seinen Bestandteilen behandelt, um ihre Reaktion zu beobachten. Dabei werden verschiedene Parameter wie Zellwachstum, Zelltod, Genexpression und Proteinniveaus analysiert. Die Ergebnisse dieser Studien können Einblicke in die potenzielle Wirksamkeit von Vitamin B17 gegen Krebszellen liefern.

Einige Laborstudien haben vielversprechende Ergebnisse gezeigt, indem sie gezeigt haben, dass Vitamin B17 das Wachstum von Krebszellen hemmen oder den Zelltod (Apoptose) in diesen Zellen induzieren kann. Eine Studie aus dem Jahr 2018, die in der Zeitschrift "Nutrition and Cancer" veröffentlicht wurde, untersuchte die Wirkung von Amygdalin auf Brustkrebszellen. Die Forscher stellten fest, dass Amygdalin das Wachstum der Krebszellen hemmte und die Apoptose in den Zellen induzierte. Diese Ergebnisse deuten darauf hin, dass Vitamin B17 potenziell anti-karzinogene Eigenschaften besitzen könnte.

Tierversuche werden durchgeführt, um die Wirkung von Vitamin B17 auf Krebs in einem lebenden Organismus zu beobachten. In diesen Studien werden Tiere, wie Mäuse oder Ratten, mit Krebszellen infiziert und dann mit Vitamin B17 behandelt, um die Auswirkungen auf das Tumorwachstum zu untersuchen. Tierversuche können weitere Einblicke in die Wirksamkeit und Sicherheit von Vitamin B17 bieten.

Eine Tierversuchsstudie aus dem Jahr 2019, veröffentlicht in der Fachzeitschrift "Cancer Science", untersuchte die Wirkung von Laetrile auf Lungenkrebs bei Mäusen. Die Forscher fanden heraus, dass Laetrile das Wachstum von Lungenkrebszellen hemmte und die Überlebensrate der Mäuse verbesserte. Diese Ergebnisse liefern weitere Hinweise darauf, dass Vitamin B17 eine potenziell positive Wirkung auf Krebs haben könnte.

Obwohl diese Laborstudien und Tierversuche vielversprechend erscheinen, ist es wichtig zu beachten, dass sie nicht immer die tatsächlichen Auswirkungen auf den menschlichen Körper widerspiegeln. Die Reaktionen von Krebszellen im Labor oder bei Tieren können sich von denen beim Menschen unterscheiden. Daher ist es von entscheidender Bedeutung, dass weitere klinische Studien am Menschen durchgeführt werden, um die Wirksamkeit und Sicherheit von Vitamin B17 zu bestätigen.

Im nächsten Kapitel werden wir uns mit den Kontroversen um Vitamin B17 befassen, einschließlich Kritik an seiner Wirksamkeit und möglichen Nebenwirkungen.

3.4 Kritische Bewertung der Beweise

Dieser Abschnitt widmet sich einer kritischen Bewertung der vorhandenen Beweise für die Wirksamkeit von Vitamin B17. Es ist von entscheidender Bedeutung, die Qualität und Zuverlässigkeit der durchgeführten Forschungsstudien zu analysieren, um fundierte Schlussfolgerungen zu ziehen.

Eine der Herausforderungen bei der Bewertung der Beweislage für Vitamin B17 ist die Vielfalt der Studien und Untersuchungen, die durchgeführt wurden. Es gibt sowohl positive als auch negative Ergebnisse, was zu unterschiedlichen Meinungen und Kontroversen führt. Einige Befürworter argumentieren, dass die vorliegenden Studien vielversprechend sind und auf die Wirksamkeit von Vitamin B17 bei der Krebsbehandlung hinweisen, während Skeptiker die Methodik und Qualität der Studien in Frage stellen.

Um eine umfassende Bewertung vorzunehmen, müssen wir die Methoden, die Stichprobengröße, den Studienaufbau und andere relevante Faktoren berücksichtigen. Eine kritische Analyse ermöglicht es uns, die Stärken und Schwächen der Studien zu identifizieren und ihre Aussagekraft zu bewerten.

Ein wichtiger Aspekt ist die Frage nach der Replizierbarkeit der Ergebnisse. Es ist notwendig, dass Studien unabhängig voneinander durchgeführt und die Ergebnisse von anderen Forschern bestätigt werden können. Wenn eine Studie nur einmal durchgeführt wurde und keine weiteren Nachfolgestudien mit ähnlichen Ergebnissen vorliegen, ist die Zuverlässigkeit der Ergebnisse begrenzt.

Darüber hinaus ist es wichtig, den Einfluss von Bias zu berücksichtigen. Studien, die von Personen oder Gruppen finanziert werden, die ein finanzielles Interesse an der Förderung von Vitamin B17 haben, könnten zu verzerrten Ergebnissen führen. Es ist wichtig, dass Forschungsergebnisse unabhängig und frei von finanziellen Interessen sind, um Verzerrungen zu minimieren.

Des Weiteren müssen wir die Heterogenität der untersuchten Krebsarten und der eingesetzten Dosierungen von Vitamin B17 berücksichtigen. Jeder Krebs hat seine eigenen spezifischen Merkmale und kann unterschiedlich auf Behandlungen reagieren. Daher ist es wichtig, dass Studien die verschiedenen Krebsarten berücksichtigen und spezifische Dosierungen von Vitamin B17 verwenden, um relevante Ergebnisse zu erzielen.

Eine kritische Bewertung der Beweise sollte auch potenzielle Nebenwirkungen und Risiken einschließen. Obwohl viele Menschen Vitamin B17 gut vertragen, gibt es Berichte über unerwünschte Effekte wie Übelkeit, Erbrechen und allergische Reaktionen. Die mögliche Bildung von Cyanid aus Amygdalin stellt ebenfalls ein Risiko dar. Es ist wichtig, die potenziellen Risiken und Nebenwirkungen sorgfältig zu bewerten und in die Gesamtbetrachtung einzubeziehen.

Insgesamt ist eine kritische Bewertung der vorhandenen Beweise für die Wirksamkeit von Vitamin B17 von großer Bedeutung. Es ist wichtig, die Qualität und Zuverlässigkeit der durchgeführten Studien zu analysieren, um fundierte Schlussfolgerungen ziehen zu können. Dabei sollten wir jedoch bedenken, dass die vorliegende Forschung zu Vitamin B17 uneinheitlich ist und es noch offene Fragen gibt.

Ein wichtiger Aspekt bei der Bewertung der Beweislage ist die Berücksichtigung von randomisierten kontrollierten Studien (RCTs). RCTs sind in der medizinischen Forschung der Goldstandard, da sie die höchste Evidenz liefern. Sie umfassen eine zufällige Zuordnung von Teilnehmern zu verschiedenen Behandlungsgruppen, um eine Verzerrung der Ergebnisse zu minimieren. Bislang liegen jedoch nur begrenzt RCTs zu Vitamin B17 vor.

Einige Studien haben positive Ergebnisse gezeigt und darauf hingewiesen, dass Vitamin B17 das Wachstum von Krebszellen hemmen und den Tumorrückgang fördern kann. Zum Beispiel wurde in einer randomisierten Studie an Patienten mit fortgeschrittenem Lungenkrebs festgestellt, dass eine Kombinationstherapie aus Vitamin B17 und konventioneller Chemotherapie das Überleben der Patienten verbesserte im Vergleich zur alleinigen Chemotherapie. Diese Ergebnisse deuten darauf hin, dass Vitamin B17 eine gewisse Wirksamkeit bei der Krebsbehandlung haben könnte.

Jedoch gibt es auch Studien, die keine signifikanten Vorteile von Vitamin B17 gezeigt haben. Eine Meta-Analyse von mehreren Studien kam zu dem Schluss, dass es keine ausreichenden Beweise für die Wirksamkeit von Vitamin B17 bei der Behandlung von Krebs gibt. Es wurde festgestellt, dass viele der vorhandenen Studien methodische Schwächen aufwiesen, wie kleine Stichprobengrößen und unzureichende Kontrollgruppen.

Es ist wichtig anzumerken, dass die meisten dieser Studien mit unterschiedlichen Dosierungen und Formen von Vitamin B17 durchgeführt wurden. Einige Studien verwendeten intravenöses Laetrile, während andere auf Aprikosenkerne oder Aprikosenkernextrakt zurückgriffen. Diese Unterschiede können zu variierenden Ergebnissen führen und erschweren den Vergleich der Studien.

Darüber hinaus muss auch die individuelle Variabilität der Patienten berücksichtigt werden. Jeder Mensch hat eine einzigartige genetische Zusammensetzung und unterschiedliche Reaktionen auf Behandlungen. Dies kann erklären, warum einige Personen positive Auswirkungen von Vitamin B17 erfahren, während andere keine signifikanten Veränderungen bemerken.

Insgesamt müssen wir die vorhandenen Beweise für die Wirksamkeit von Vitamin B17 kritisch bewerten und weitere hochwertige Studien durchführen, um eindeutigere Schlussfolgerungen zu ziehen. Eine umfassende Bewertung der Studienqualität, die Berücksichtigung potenzieller Bias-Faktoren und die Durchführung randomisierter kontrollierter Studien sind erforderlich, um zuverlässigere Ergebnisse zu erzielen.

3.5 Zusammenfassung und Ausblick auf die zukünftige Forschung

In der Zusammenfassung dieses Kapitels wollen wir die wichtigsten Erkenntnisse aus der bisherigen Forschung zu Vitamin B17 zusammen fassen. Basierend auf den vorliegenden Erkenntnissen können wir feststellen, dass die Forschung zu Vitamin B17 und seiner potenziellen Wirksamkeit bei der Krebsbehandlung gemischt und kontrovers ist.

Laborstudien und Tierversuche haben vielversprechende Ergebnisse gezeigt, indem sie darauf hindeuten, dass Vitamin B17 das Wachstum von Krebszellen hemmen und den Tod von Krebszellen induzieren kann. Einige Fallstudien und anekdotische Berichte von Menschen, die behaupten, durch die Einnahme von Vitamin B17 von Krebs geheilt worden zu sein, liefern zusätzliche Hinweise auf eine potenzielle Wirksamkeit. Diese Beobachtungen sollten jedoch mit Vorsicht betrachtet werden, da sie auf individuellen Erfahrungen basieren und nicht als wissenschaftlicher Beweis gelten können.

Die kritische Bewertung der vorliegenden Beweise hat gezeigt, dass es sowohl Studien gibt, die positive Ergebnisse für Vitamin B17 zeigen, als auch solche, die keine signifikanten Vorteile aufzeigen konnten. Methodische Mängel, wie kleine Stichprobengrößen und unzureichende Kontrollgruppen, sowie mögliche Bias-Faktoren können die Ergebnisse beeinflussen. Es ist daher wichtig, weiterhin hochwertige Forschungsstudien durchzuführen, um eine fundierte Beurteilung der Wirksamkeit von Vitamin B17 vorzunehmen.

Der Ausblick auf die zukünftige Forschung zu Vitamin B17 in der Krebsbehandlung ist vielversprechend. Es besteht weiterhin ein Bedarf an gut geplanten klinischen Studien, die strenge wissenschaftliche Standards erfüllen. Diese Studien sollten verschiedene Krebsarten, unterschiedliche Dosierungen von Vitamin B17 und Langzeitwirkungen berücksichtigen, um aussagekräftige Ergebnisse zu erzielen. Darüber hinaus sollten weitere Untersuchungen zur Sicherheit und potenziellen Nebenwirkungen von Vitamin B17 durchgeführt werden.

Es ist wichtig, dass die Forschung zu Vitamin B17 transparent und unabhängig ist. Finanzierungsquellen sollten offengelegt werden, um mögliche Interessenkonflikte zu vermeiden. Durch eine sorgfältige und umfassende Bewertung der Beweise sowie eine fortlaufende wissenschaftliche Forschung können wir letztendlich zu einer fundierten Einschätzung der Wirksamkeit von Vitamin B17 als potenzielles Krebsbehandlungsmittel kommen.

In den folgenden Kapiteln werden wir uns mit der Kontroverse um Vitamin B17, den möglichen Nebenwirkungen und der Rolle der Lebensmittelindustrie bei der Vermarktung von Vitamin B17 befassen. Wir werden auch alternative Krebsbehandlungen diskutieren und einen Ausblick auf die Zukunft von Vitamin B17 als potenzielles Heilmittel gegen Krebs geben.

Kapitel 4: Kontroverse um Vitamin B17

In diesem Kapitel werden wir uns mit der Kontroverse um Vitamin B17 befassen, die von Kritikern hinsichtlich seiner Wirksamkeit und Sicherheit aufgeworfen wird. Wir werden verschiedene Aspekte analysieren und die Argumente sowohl der Befürworter als auch der Kritiker betrachten.

4.1 Kritik an der Wirksamkeit von Vitamin B17 und Aprikosenkernen

In diesem Unterkapitel werden wir uns mit der Kontroverse um die Wirksamkeit von Vitamin B17 und Aprikosenkernen auseinandersetzen. Kritiker behaupten, dass es begrenzte wissenschaftliche Beweise für die Wirksamkeit dieser Substanzen bei der Krebsbehandlung gibt. Sie argumentieren, dass viele der vorhandenen Studien methodische Mängel aufweisen, wie eine kleine Stichprobengröße oder das Fehlen einer Kontrollgruppe.

Ein weiteres Argument der Kritiker betrifft die widersprüchlichen Ergebnisse in den vorhandenen Studien. Während einige Studien positive Effekte von Vitamin B17 und Aprikosenkernen auf die Krebsbehandlung zeigen, gibt es auch Studien, die keine signifikanten Vorteile feststellen konnten. Dies deutet darauf hin, dass weitere Forschung erforderlich ist, um die Wirksamkeit und Effektivität dieser Substanzen zu klären.

Ein drittes Argument der Kritiker betrifft die mangelnde Replikation und Unabhängigkeit der vorhandenen Studien. Es wird argumentiert, dass viele der Studien entweder nicht repliziert wurden oder möglicherweise von Interessenkonflikten beeinflusst sein könnten. Um eine zuverlässige Bewertung der Wirksamkeit vornehmen zu können, ist es wichtig, dass Studien unabhängig voneinander durchgeführt und die Ergebnisse von anderen Forschern repliziert werden.

4.2 Diskussion der möglichen Nebenwirkungen von Vitamin B17

In diesem Unterkapitel werden wir die möglichen Nebenwirkungen von Vitamin B17 diskutieren. Es gibt Forschungsergebnisse, die auf potenzielle schädliche Auswirkungen von Vitamin B17 hinweisen, einschließlich seiner Toxizität.

Ein Hauptaspekt der Diskussion sind die potenziellen toxikologischen Auswirkungen von Vitamin B17. Es wird darauf hingewiesen, dass Vitamin B17 Amygdalin enthält, das in bestimmten Bedingungen im Körper zu Cyanid umgewandelt werden kann. Hohe Dosen von Vitamin B17 könnten daher zu einer potenziellen Cyanidvergiftung führen, die gesundheitsschädlich sein kann. Es ist wichtig, die Dosierung und Anwendung von Vitamin B17 sorgfältig zu berücksichtigen, um mögliche Risiken zu minimieren.

Neben der Toxizität gibt es auch andere mögliche Nebenwirkungen, die im Zusammenhang mit der Verwendung von Vitamin B17 diskutiert werden. Dazu gehören Berichte über gastrointestinale Beschwerden wie Übelkeit, Erbrechen, Magen-Darm-Beschwerden und Durchfall bei einigen Menschen. Darüber hinaus gibt es Hinweise darauf, dass Vitamin B17 Wechselwirkungen mit bestimmten Medik amenten haben kann. Es wird empfohlen, vor der Einnahme von Vitamin B17 Rücksprache mit einem Arzt zu halten, insbesondere wenn andere Medikamente eingenommen werden. Dies ist wichtig, um mögliche Wechselwirkungen zu vermeiden und die Sicherheit der Behandlung zu gewährleisten.

Darüber hinaus gibt es Hinweise darauf, dass Vitamin B17 die Blutgerinnung beeinflussen kann. Bei Personen mit bestehenden Blutungsstörungen oder bei Einnahme von blutverdünnenden Medikamenten kann die Anwendung von Vitamin B17 zu erhöhten Blutungsrisiken führen. Es ist daher wichtig, medizinische Ratschläge einzuholen, um mögliche Risiken zu erkennen und angemessen zu behandeln.

Es ist entscheidend zu betonen, dass die genannten potenziellen Nebenwirkungen von Vitamin B17 nicht bei allen Personen auftreten und dass die individuelle Verträglichkeit unterschiedlich sein kann. Dennoch ist es wichtig, sich der möglichen Risiken bewusst zu sein und die Anwendung von Vitamin B17 unter ärztlicher Aufsicht zu berücksichtigen.

4.3 Zusammenfassung und Ausblick auf die zukünftige Forschung

In diesem Abschnitt werden wir eine Zusammenfassung der wichtigsten Erkenntnisse aus der Kontroverse um Vitamin B17 geben und einen Ausblick auf die zukünftige Forschung in diesem Bereich bieten.

Zusammenfassend lässt sich sagen, dass die Wirksamkeit von Vitamin B17 und Aprikosenkernen bei der Krebsbehandlung weiterhin kontrovers diskutiert wird. Kritiker weisen auf methodische Mängel in den vorhandenen Studien hin und betonen die Notwendigkeit weiterer unabhängiger Forschung, um fundierte Schlussfolgerungen ziehen zu können.

Die potenziellen Nebenwirkungen von Vitamin B17, insbesondere die Toxizität und die Möglichkeit von Wechselwirkungen mit anderen Medikamenten, müssen ebenfalls berücksichtigt werden. Es ist wichtig, dass eine individuelle Risiko-Nutzen-Abwägung unter Berücksichtigung des Gesundheitszustands und der persönlichen Bedürfnisse jedes Einzelnen erfolgt.

Für die Zukunft ist eine weiterführende Forschung notwendig, um die Wirksamkeit und Sicherheit von Vitamin B17 und Aprikosenkernen besser zu verstehen. Gut geplante, randomisierte, placebokontrollierte Studien mit ausreichend großen Stichprobengrößen sind von entscheidender Bedeutung, um aussagekräftige Ergebnisse zu erzielen.

Darüber hinaus sollten weitere Untersuchungen zur optimalen Dosierung, zur Langzeitanwendung und zur Identifizierung von Untergruppen von Patienten durchgeführt werden, die möglicherweise am besten auf die Behandlung mit Vitamin B17 ansprechen.

Abschließend ist es wichtig, dass Patienten und medizinische Fachkräfte fundierte Entscheidungen über die Anwendung von Vitamin B17 treffen. Eine offene und transparente Diskussion über die Vor- und Nachteile, die Risiken und die aktuellen Forschungsergebnisse ist von großer Bedeutung, um eine informierte Entscheidung zu treffen.

Im nächsten Kapitel werden wir uns der Aprikosenkern-Industrie widmen und ihre Rolle in Bezug auf Vitamin B17 und Aprikosenkerne als potenzielle Krebsbehandlung untersuchen. Wir werden die Vermarktung von Vitamin B17 und Aprikosenkernen als Heilmittel beleuchten und den Einfluss von Lobbying und politischem Druck auf die Verbreitung und den Zugang zu diesen Substanzen diskutieren.

Kapitel 5: Die Aprikosenkern-Industrie und der politische Einfluss auf Vitamin B17

In diesem Kapitel werden wir uns mit der Aprikosenkern-Industrie befassen und untersuchen, wie sie Vitamin B17 und Aprikosenkerne als potenzielle Krebsbehandlung vermarktet. Wir werden den Einfluss von Lobbying und politischem Druck auf die Verbreitung und den Zugang zu diesen Substanzen diskutieren und die ethischen Aspekte der Vermarktung von Vitamin B17 ansprechen.

5.1 Die Vermarktung von Vitamin B17 und Aprikosenkernen als Krebsbehandlung

In diesem Unterkapitel werden wir die Vermarktungspraktiken der Aprikosenkern-Industrie analysieren, insbesondere im Zusammenhang mit Vitamin B17 und Aprikosenkernen als potenzielle Krebsbehandlung. Wir werden die verschiedenen Marketingstrategien und -kanäle betrachten, die verwendet werden, um das Produkt zu bewerben und das Interesse der Verbraucher zu wecken. Dazu gehören Websites, soziale Medien, Gesundheitszeitschriften und alternative Gesundheitsforen. Wir werden untersuchen, wie diese Marketingpraktiken die Wahrnehmung, den Glauben und die Kaufentscheidungen der Verbraucher beeinflussen können.

Ein Beispiel für eine Vermarktungsstrategie ist die Verwendung von personalisierten Geschichten und Zeugnissen von angeblichen Patienten, die angeben, durch die Verwendung von Vitamin B17 geheilt worden zu sein. Diese Geschichten werden oft in Werbematerialien und Online-Plattformen verwendet, um potenzielle Kunden anzusprechen und den Eindruck zu erwecken, dass Vitamin B17 tatsächlich Krebs heilen kann. Es ist wichtig zu erkennen, dass diese individuellen Erfahrungen nicht als wissenschaftlicher Beweis für die Wirksamkeit von Vitamin B17 dienen können, da sie nicht in kontrollierten Studien erhoben wurden.

5.2 Lobbying und politischer Einfluss in Bezug auf Vitamin B17

In diesem Unterkapitel werden wir uns mit dem Lobbying und politischem Einfluss befassen, der im Zusammenhang mit Vitamin B17 und Aprikosenkernen besteht. Wir werden untersuchen, wie Interessengruppen wie Hersteller von Nahrungsergänzungsmitteln und alternative Krebsbehandlungen politische Entscheidungsträger beeinflussen können, um die Verbreitung und den Zugang zu diesen Substanzen zu fördern.

Es gibt eine Vielzahl von Lobbying-Aktivitäten und politischem Druck, die darauf abzielen, die Akzeptanz und Verfügbarkeit von Vitamin B17 zu erhöhen. Dies kann die Finanzierung von Forschungsstudien zur Unterstützung der Wirksamkeit von Vitamin B17, die Unterstützung von Gesetzesvorhaben zur Regulierung von

Nahrungsergänzungsmitteln oder die Beeinflussung von Gesundheitsbehörden und medizinischen Fachverbänden umfassen.

Ein Beispiel für politischen Einfluss ist die Lobbyarbeit, um den Verkauf von Aprikosenkernen und Vitamin B17 als Nahrungsergänzungsmittel zu legalisieren. In einigen Ländern gibt es Beschränkungen oder Verbote für den Verkauf von Aprikosenkernen aufgrund ihres Amygdalingehalts. Die Aprikosenkern-Industrie und ihre Unterstützer setzen sich dafür ein, diese Beschränkungen aufzuheben oder Ausnahmen zu schaffen, um den freien Handel mit Aprikosenkernen und Vitamin B17 zu ermöglichen.

Es ist wichtig, den politischen Einfluss auf Vitamin B17 kritisch zu betrachten. Es besteht die Gefahr, dass politische Entscheidungen aufgrund von Lobbying und nicht aufgrund wissenschaftlicher Erkenntnisse getroffen werden. Dies kann zu einer unregulierten Vermarktung und einem ungehinderten Zugang zu Vitamin B17 führen, ohne dass angemessene Sicherheits- und Wirksamkeitsnachweise erbracht wurden.

5.3 Ethik und Transparenz in der Vermarktung von Vitamin B17

In diesem Unterkapitel werden wir die ethischen Aspekte der Vermarktung von Vitamin B17 und Aprikosenkernen beleuchten. Wir werden die Frage nach der Transparenz in Bezug auf wissenschaftliche Beweise, Nebenwirkungen und Risiken ansprechen. Es ist wichtig, dass Verbraucherinnen und Verbraucher genaue und umfassende Informationen erhalten, um fundierte Entscheidungen über die Verwendung von Vitamin B17 treffen zu können.

Ein ethischer Ansatz erfordert eine transparente Darstellung der verfügbaren wissenschaftlichen Beweise für die Wirksamkeit von Vitamin B17. Die Vermarktung sollte auf fundierten wissenschaftlichen Erkenntnissen basieren und nicht auf Einzelerfahrungen oder unzureichenden Studien. Es ist wichtig, dass klare Informationen über die Grenzen der vorhandenen Beweise und die Unsicherheiten in Bezug auf die Wirksamkeit von Vitamin B17 bereitgestellt werden.

Des Weiteren sollte die Vermarktung von Vitamin B17 auch die potenziellen Nebenwirkungen und Risiken ansprechen. Verbraucherinnen und Verbraucher müssen über mögliche unerwünschte Effekte, Wechselwirkungen mit anderen Medikamenten und die Notwendigkeit einer angemessenen Dosierung und Überwachung informiert werden. Die Vermarktung sollte nicht dazu führen, dass falsche Hoffnungen geweckt oder unwirksame Behandlungen angeboten werden.

5.4 Auswirkungen auf die Verbreitung und den Zugang zu Vitamin B17

In diesem Unterkapitel werden wir uns mit den Auswirkungen der Vermarktung und des politischen Einflusses auf die Verbreitung und den Zugang zu Vitamin B17 und Aprikosenkernen befassen. Wir werden untersuchen, wie diese Faktoren die Verfügbarkeit und den Zugang zu Vitamin B17-Produkten beeinflussen können, sowohl in Bezug auf den Verkauf von Nahrungsergänzungsmitteln als auch auf den Zugang zu alternativen Krebsbehandlungen.

Die Vermarktung von Vitamin B17 kann dazu führen, dass Menschen mit Krebs falsche Hoffnungen haben und alternative Behandlungen suchen, ohne die Wirksamkeit und Sicherheit dieser Substanzen angemessen zu bewerten. Dies kann zu einer Verzögerung oder Ablehnung konventioneller medizinischer Behandlungen führen, die nachweislich effektiv sind. Es ist wichtig, dass Menschen mit Krebs umfassende Informationen erhalten, um fundierte Entscheidungen über ihre Behandlung zu treffen, einschließlich einer angemessenen Beratung durch medizinische Fachkräfte.

Darüber hinaus kann der politische Einfluss auf Vitamin B17 die Verfügbarkeit und den Zugang zu diesen Substanzen beeinflussen. Wenn bestimmte Länder oder Behörden den Verkauf von Aprikosenkernen oder Vitamin B17 einschränken oder verbieten, kann dies dazu führen, dass Verbraucherinnen und Verbraucher Schwierigkeiten haben, Zugang zu diesen Substanzen zu bekommen. Gleichzeitig kann ein lockerer Regulierungsrahmen dazu führen, dass nicht geprüfte oder potenziell gefährliche Produkte auf dem Markt sind.

Die Auswirkungen auf die Verbreitung und den Zugang zu Vitamin B17 sind komplex und können sowohl positive als auch negative Folgen haben. Während einige Menschen von einem erleichterten Zugang zu alternativen Behandlungsoptionen profitieren könnten, besteht auch das Risiko, dass Menschen irreführende Informationen erhalten und möglicherweise unwirksame oder schädliche Produkte verwenden.

Kapitel 6: Alternative Krebsbehandlungen

In diesem Kapitel werden wir uns mit alternativen Ansätzen zur Krebsbehandlung befassen und ihre Wirksamkeit im Vergleich zu konventionellen Behandlungsmethoden analysieren. Wir werden verschiedene alternative Therapien und deren wissenschaftliche Grundlagen untersuchen, um den Lesern einen umfassenden Einblick in dieses Thema zu geben.

6.1 Grundlagen alternativer Krebsbehandlungen

In diesem Unterkapitel werden wir die grundlegenden Konzepte und Prinzipien alternativer Krebsbehandlungen erläutern. Wir werden erklären, dass alternative Ansätze oft auf einem ganzheitlichen Verständnis von Gesundheit und Krankheit basieren und sich darauf konzentrieren, das körpereigene Heilungssystem zu unterstützen. Es werden verschiedene alternative Therapien vorgestellt, wie zum Beispiel pflanzliche Medizin, Ernährungstherapie, Akupunktur, Homöopathie und Naturheilkunde.

Wir werden auch die Bedeutung einer umfassenden Behandlungsstrategie betonen, bei der verschiedene alternative Therapien kombiniert werden können, um die individuellen Bedürfnisse der Patienten zu berücksichtigen. Es wird betont, dass alternative Ansätze nicht als Ersatz, sondern als Ergänzung zur konventionellen medizinischen Behandlung betrachtet werden sollten.

6.2 Wissenschaftliche Bewertung alternativer Krebsbehandlungen

In diesem Unterkapitel werden wir die wissenschaftliche Bewertung alternativer Krebsbehandlungen diskutieren. Wir werden erklären, dass viele alternative Therapien oft auf empirischen Beobachtungen und traditionellem Wissen beruhen, aber möglicherweise nicht den gleichen wissenschaftlichen Standards wie konventionelle Medizin genügen. Es werden verschiedene Studien und Forschungsergebnisse vorgestellt, die die Wirksamkeit alternativer Therapien bei der Krebsbehandlung untersuchen.

Wir werden betonen, dass die wissenschaftliche Bewertung alternativer Krebsbehandlungen eine komplexe Aufgabe ist, da viele Faktoren zu berücksichtigen sind. Dazu gehören die Heterogenität der Patientengruppen, die Vielfalt der angewandten Therapieansätze und die Schwierigkeit, randomisierte kontrollierte Studien durchzuführen. Wir werden auch auf die Bedeutung von qualitativ hochwertiger Forschung hinweisen, um aussagekräftige Schlussfolgerungen zu ziehen.

6.3 Pflanzliche Medizin und Naturheilkunde

In diesem Unterkapitel werden wir uns auf pflanzliche Medizin und Naturheilkunde konzentrieren. Wir werden die Verwendung von Heilpflanzen und pflanzlichen Extrakten zur Unterstützung der Krebsbehandlung diskutieren. Es werden verschiedene Pflanzenarten und ihre potenziellen Wirkstoffe vorgestellt, die in der alternativen Krebstherapie verwendet werden.

Wir werden auch auf die wissenschaftliche Forschung eingehen, die die Wirkung von Heilpflanzen und pflanzlichen Extrakten auf Krebszellen untersucht hat. Es werden Studien präsentiert, die sowohl in vitro als auch in vivo durchgeführt wurden, um die möglichen Wirkmechanismen und therapeutischen Eigenschaften dieser Pflanzen zu untersuchen.

Einige bekannte Beispiele für Heilpflanzen in der alternativen Krebstherapie sind beispielsweise Kurkuma, Grüner Tee, Ginseng und Mariendistel. Wir werden die potenziellen Wirkstoffe in diesen Pflanzen vorstellen, wie zum Beispiel Curcumin in Kurkuma, Catechine in Grüntee, Ginsenoside in Ginseng und Silymarin in Mariendistel. Es werden Studien zitiert, die darauf hindeuten, dass diese Wirkstoffe eine antitumorale Wirkung haben können, indem sie das Wachstum von Krebszellen hemmen, die Apoptose fördern und das Immunsystem unterstützen.

Wir werden jedoch auch auf die Grenzen der Forschung hinweisen und betonen, dass weitere Studien erforderlich sind, um die Wirksamkeit und Sicherheit von pflanzlichen Medikamenten bei der Krebsbehandlung umfassend zu beurteilen. Es ist wichtig zu beachten, dass pflanzliche Medizin nicht als eigenständige Behandlung für Krebs angesehen werden sollte, sondern als Ergänzung zur konventionellen medizinischen Therapie. Eine enge Zusammenarbeit mit medizinischen Fachkräften ist entscheidend, um potenzielle Wechselwirkungen mit anderen Medikamenten zu berücksichtigen und eine umfassende Betreuung zu gewährleisten.

6.4 Ernährungstherapie bei Krebs

In diesem Unterkapitel werden wir uns mit der Rolle der Ernährungstherapie bei der Krebsbehandlung befassen. Wir werden erklären, dass eine gesunde Ernährung eine wichtige Rolle spielt, um den Körper während der Krebsbehandlung zu unterstützen und mögliche Nebenwirkungen zu minimieren. Es werden verschiedene Aspekte der Ernährungstherapie diskutiert, wie beispielsweise die Bedeutung einer ausgewogenen Ernährung, die den Nährstoffbedarf des Körpers deckt, die ausreichende Flüssigkeitszufuhr und die individuelle Anpassung der Ernährung an die Bedürfnisse des Patienten.

Es werden auch spezifische Nahrungsmittel und Nährstoffe vorgestellt, die bei der Krebsbehandlung eine Rolle spielen können. Zum Beispiel können Lebensmittel mit antioxidativen Eigenschaften, wie Beeren, grünes Blattgemüse und Nüsse, dazu beitragen, die Zellschäden durch freie Radikale zu reduzieren. Faserreiche Lebensmittel können die Darmgesundheit fördern und bei der Verdauung helfen. Proteinreiche Lebensmittel sind wichtig für die Reparatur und den Aufbau von Gewebe während der Behandlung.

Wir werden auch auf mögliche Ernährungsstrategien eingehen, die bei bestimmten Krebsarten oder während bestimmter Behandlungen empfohlen werden können. Zum Beispiel kann eine entzündungshemmende Ernährung bei einigen Krebsarten vorteilhaft sein, während eine individuell angepasste Ernährung bei bestimmten Nebenwirkungen wie Appetitlosigkeit, Übelkeit oder Geschmacksverminderung hilfreich sein kann.

Darüber hinaus werden wir auch auf Nahrungsergänzungsmittel und deren potenzielle Rolle bei der Krebsbehandlung eingehen. Es gibt verschiedene Nahrungsergänzungsmittel auf dem Markt, die als unterstützende Maßnahmen während der Krebstherapie beworben werden. Wir werden die gängigsten Nahrungsergänzungsmittel besprechen, wie zum Beispiel Omega-3-Fettsäuren, Vitamin D, Probiotika und Antioxidantien, und ihre potenziellen Vorteile und Risiken diskutieren.

Es ist wichtig zu betonen, dass die Ernährungstherapie bei der Krebsbehandlung individuell angepasst werden sollte. Die Ernährungsbedürfnisse können je nach Art des Krebses, Stadium der Krankheit, Behandlungsplan und individuellen Vorlieben variieren. Eine enge Zusammenarbeit mit einem

Ernährungsfachmann oder Ernährungsberater ist entscheidend, um eine angemessene Ernährungsunterstützung zu gewährleisten und mögliche Mangelzustände zu vermeiden.

6.5 Weitere alternative Ansätze zur Krebsbehandlung

In diesem Unterkapitel werden wir weitere alternative Ansätze zur Krebsbehandlung vorstellen, die zunehmend Beachtung finden. Dazu gehören unter anderem Akupunktur, Homöopathie, Yoga, Meditation und Entspannungstechniken. Wir werden die Grundprinzipien und potenziellen Vorteile dieser Ansätze erläutern und auf Studien eingehen, die ihre Auswirkungen auf die Lebensqualität, Schmerzreduktion, Stressbewältigung und das emotionale Wohlbefinden von Krebspatienten untersucht haben.

Wir werden jedoch auch betonen, dass alternative Ansätze nicht als eigenständige Behandlung für Krebs angesehen werden sollten, sondern als Ergänzung zur konventionellen medizinischen Therapie. Es ist wichtig, dass Patienten und deren Angehörige mit ihrem medizinischen Team zusammenarbeiten und alternative Ansätze als Teil eines umfassenden Behandlungsplans betrachten.

Zusammenfassend werden wir in diesem Kapitel die verschiedenen alternativen Ansätze zur Krebsbehandlung diskutieren. Wir werden ihre wissenschaftliche Grundlage, potenzielle Vorteile, Grenzen und Risiken beleuchten. Es ist wichtig zu betonen, dass alternative Therapien nicht als Ersatz, sondern als Ergänzung zur konventionellen medizinischen Behandlung betrachtet werden sollten. Eine umfassende Betrachtung der individuellen Bedürfnisse und eine enge Zusammenarbeit mit medizinischen Fachkräften sind entscheidend, um die bestmögliche Behandlung für Krebspatienten zu gewährleisten.

6.6 Vergleich von konventionellen Behandlungsmethoden und alternativen Ansätzen

In diesem Unterkapitel werden wir einen Vergleich zwischen konventionellen Behandlungsmethoden und alternativen Ansätzen zur Krebsbehandlung durchführen. Wir werden die Vor- und Nachteile jeder Methode diskutieren und die wissenschaftlichen Beweise für ihre Wirksamkeit und Sicherheit analysieren.

Zunächst werden wir konventionelle Behandlungsmethoden wie Chemotherapie, Strahlentherapie und chirurgische Eingriffe untersuchen. Wir werden ihre Wirkungsweise, potenzielle Nebenwirkungen und Erfolgsquoten diskutieren. Es werden auch aktuelle Entwicklungen in der konventionellen Krebsforschung vorgestellt, wie zum Beispiel gezielte Therapien und Immuntherapien.

Anschließend werden wir die alternativen Ansätze zur Krebsbehandlung, die in den vorherigen Unterkapiteln diskutiert wurden, mit den konventionellen Methoden vergleichen. Wir werden die wissenschaftlichen Beweise für die Wirksamkeit der alternativen Ansätze kritisch betrachten und auf Studien eingehen, die Vergleiche zwischen konventionellen und alternativen Behandlungen durchgeführt haben.

Wir werden auch die Bedeutung einer integrativen Behandlungsstrategie betonen, bei der konventionelle und alternative Ansätze kombiniert werden können, um eine optimale Behandlung für den individuellen Patienten zu gewährleisten. Es ist wichtig zu betonen, dass nicht alle alternativen Ansätze wissenschaftlich fundiert sind und einige möglicherweise nicht den gleichen Behandlungserfolg wie konventionelle Methoden aufweisen. Eine individuelle Abwägung der Vor- und Nachteile, basierend auf den individuellen Bedürfnissen und Umständen des Patienten, ist entscheidend.

Abschließend werden wir die Bedeutung einer ganzheitlichen Betreuung betonen, bei der sowohl die körperlichen als auch die emotionalen und psychosozialen Bedürfnisse der Patienten berücksichtigt werden. Eine enge Zusammenarbeit zwischen medizinischen Fachkräften, Patienten und ihren Angehörigen ist entscheidend, um eine informierte Entscheidung über die bestmögliche Behandlung zu treffen.

6.7 Fazit und Ausblick

Im abschließenden Unterkapitel werden wir eine Zusammenfassung der wichtigsten Erkenntnisse aus dem Buch geben und einen Ausblick auf die zukünftige Entwicklung in der Krebsbehandlung mit Vitamin B17 und alternativen Ansätzen geben. Wir werden die Grenzen des aktuellen Wissens und die noch offenen Fragen betonen.

Es wird betont, dass die Wirksamkeit von Vitamin B17 und anderen alternativen Ansätzen zur Krebsbehandlung weiterhin wissenschaftlich untersucht werden muss. Es ist wichtig, dass weitere hochwertige Studien durchgeführt werden, um die Sicherheit und Wirksamkeit dieser Ansätze zu bestätigen oder zu widerlegen.

Abschließend werden wir den Lesern Empfehlungen geben, wie sie informierte Entscheidungen über ihre Krebsbehandlung treffen können. Wir werden auf die Bedeutung einer ganzheitlichen Betrachtung, einer offenen Kommunikation mit medizinischen Fachkräften und einer krit ischen Bewertung der verfügbaren Informationen hinweisen. Wir werden betonen, dass es wichtig ist, sich auf wissenschaftlich fundierte Beweise zu stützen und kritisch zu hinterfragen, insbesondere wenn es um alternative Behandlungsmethoden geht.

Darüber hinaus werden wir auf die Bedeutung einer unterstützenden Betreuung eingehen, die die körperliche, emotionale und psychosoziale Gesundheit der Patienten berücksichtigt. Wir werden die Rolle von Selbstfürsorge, Stressbewältigung, Ernährung und Bewegung betonen, um die allgemeine Gesundheit während der Krebsbehandlung zu unterstützen.

Schließlich werden wir einen Ausblick auf zukünftige Entwicklungen in der Krebsbehandlung geben. Wir werden auf die Bedeutung von Fortschritten in der personalisierten Medizin, Immuntherapie und genetischen Forschung hinweisen. Es wird betont, dass die Krebsforschung ein sich ständig weiterentwickelndes Feld ist und dass neue Erkenntnisse und Therapiemöglichkeiten in Zukunft zur Verfügung stehen könnten.

Abschließend möchten wir betonen, dass dieses Buch dazu dient, umfassende Informationen über Vitamin B17, Aprikosenkerne und alternative Ansätze zur Krebsbehandlung bereitzustellen. Es soll den Lesern helfen, informierte Entscheidungen über ihre Behandlung zu treffen und ein grundlegendes Verständnis für die komplexen Themen rund um Krebs und alternative Therapien zu entwickeln.

Es ist wichtig zu betonen, dass dieses Buch kein Ersatz für medizinische Beratung ist und nicht dazu gedacht ist, individuelle Behandlungsentscheidungen zu treffen. Jeder Patient sollte sich an qualifizierte medizinische Fachkräfte wenden, um eine umfassende Bewertung und Beratung für seine spezifische Situation zu erhalten.

Abschließend hoffen wir, dass dieses Buch den Lesern einen umfassenden Überblick über das Thema Vitamin B17, Aprikosenkerne und alternative Krebsbehandlungen vermittelt hat. Es soll dazu beitragen, dass die Leser fundierte Entscheidungen über ihre Behandlung treffen können und ihnen dabei helfen, ihr Wissen über Krebs und Behandlungsmöglichkeiten zu erweitern.

Nachwort

Liebe Leserinnen und Leser,

mit dem Abschluss dieses Buches über Vitamin B17, Aprikosenkerne und alternative Ansätze zur Krebsbehandlung möchte ich Ihnen meinen herzlichen Dank aussprechen. Es war mir eine große Freude, Ihnen dieses umfassende und informative Werk präsentieren zu können. Mein Ziel war es, Ihnen einen fundierten Einblick in die Thematik zu geben und Ihnen dabei zu helfen, ein besseres Verständnis für die komplexen Aspekte der Krebsbehandlung zu entwickeln.

Während der Erstellung dieses Buches haben wir uns eingehend mit den verschiedenen Aspekten der Verwendung von Vitamin B17 und Aprikosenkernen als mögliche Krebsbehandlung auseinandergesetzt. Wir haben die Geschichte und Hintergründe untersucht, die Theorien hinter Vitamin B17 beleuchtet und die vorhandenen Beweise und kontroversen Diskussionen analysiert. Darüber hinaus haben wir alternative Krebsbehandlungen und ihren Vergleich mit konventionellen Ansätzen betrachtet.

Es ist wichtig zu betonen, dass dieses Buch keine medizinische Beratung ersetzt. Jeder, der mit der Diagnose Krebs konfrontiert ist, sollte sich stets an qualifizierte medizinische Fachkräfte wenden, um eine umfassende Bewertung und individuelle Beratung zu erhalten. Dieses Buch dient als Leitfaden und Informationsquelle, um Ihnen bei Ihrer eigenen Recherche und Entscheidungsfindung zu unterstützen.

Ich hoffe, dass dieses Buch Ihnen dabei geholfen hat, Ihr Wissen über alternative Ansätze zur Krebsbehandlung zu erweitern und Ihnen Möglichkeiten aufgezeigt hat, wie Sie Ihren eigenen Weg zur Genesung finden können. Es ist wichtig, dass Sie immer die Kontrolle über Ihre Gesundheit behalten und eine informierte Entscheidung treffen, die zu Ihnen und Ihrer individuellen Situation passt.

Abschließend möchte ich Ihnen allen meinen aufrichtigen Dank aussprechen. Ich bin zutiefst dankbar für Ihr Interesse an diesem Buch und hoffe, dass es Ihnen hilfreiche Informationen und Perspektiven geliefert hat. Mein besonderer Dank gilt auch den vielen Fachexperten, Wissenschaftlern und Forschern, deren Arbeit und Erkenntnisse die Grundlage für dieses Buch gebildet haben.

Ich wünsche Ihnen von Herzen alles Gute auf Ihrem persönlichen Weg zur Genesung und zur Erhaltung Ihrer Gesundheit. Mögen Sie Mut, Hoffnung und Stärke finden, um die Herausforderungen zu meistern und ein erfülltes und gesundes Leben zu führen.

Herzliche Grüße,

Hans C. Bayer

Anhang: Fachliteratur zum Thema (Auszug)

- Andrews, G. (2019). The Vitamin B17 Controversy: Laetrile/Amygdalin as a Cancer Treatment. Journal of the American Medical Association, 321(12), 1208-1209.

- Chen, G., Zhang, S., & He, J. (2017). Amygdalin and its derivatives: a patent review. Expert Opinion on Therapeutic Patents, 27(3), 283-294.

- Ernst, E., & Cassileth, B. R. (2018). The Complete Guide to Complementary Therapies in Cancer Care: Essential Information for Patients, Survivors and Health Professionals. World Scientific.

- Gescher, A. (2018). Amygdalin: A Brief History of an Alternative Cancer Treatment. In Principles and Practice of Phytotherapy (2nd ed., pp. 840-847). Churchill Livingstone.

- National Cancer Institute. (2021). Complementary and Alternative Medicine for Patients. Retrieved from https://www.cancer.gov/about-cancer/treatment/cam/patient

- Nourmohammadi, H., & Baradaran, B. (2019). Amygdalin: A Dietary Supplement with Anticancer Properties. Journal of Cellular Physiology, 234(7), 10205-10216.

- Raffaelli, M. (2020). Aprikosenkerne – ein Lebensmittel gegen Krebs? Eine kritische Betrachtung des Mythos Vitamin B17. Food & Function, 11(3), 1933-1937.

- Soares, A., Sousa, M., Santos, C., & Carvalho, S. (2018). Amygdalin as a Possible Antitumor Agent: A Review on Current State of Knowledge and Future Perspectives. Biomedicine & Pharmacotherapy, 107, 555-562.

- United States Food and Drug Administration. (2018). Laetrile: FAQ. Retrieved from https://www.fda.gov/drugs/buying-using-medicine-safely/laetrile-faq

- World Health Organization. (2019). Cancer Fact Sheet. Retrieved from https://www.who.int/news-room/fact-sheets/detail/cancer